Biswajit Batabyal

Visão geral do hipotiroidismo congénito

Biswajit Batabyal

Visão geral do hipotiroidismo congénito

ScienciaScripts

Imprint

Any brand names and product names mentioned in this book are subject to trademark, brand or patent protection and are trademarks or registered trademarks of their respective holders. The use of brand names, product names, common names, trade names, product descriptions etc. even without a particular marking in this work is in no way to be construed to mean that such names may be regarded as unrestricted in respect of trademark and brand protection legislation and could thus be used by anyone.

Cover image: www.ingimage.com

This book is a translation from the original published under ISBN 978-620-2-00516-6.

Publisher:
Sciencia Scripts
is a trademark of
Dodo Books Indian Ocean Ltd. and OmniScriptum S.R.L publishing group

120 High Road, East Finchley, London, N2 9ED, United Kingdom
Str. Armeneasca 28/1, office 1, Chisinau MD-2012, Republic of Moldova, Europe
Printed at: see last page
ISBN: 978-620-7-78721-0

Índice:

RESUMO

O hipotiroidismo congénito é uma produção inadequada de hormonas da tiroide nos recém-nascidos. Pode ocorrer devido a um defeito anatómico na glândula, a um erro inato do metabolismo da tiroide ou a uma deficiência de iodo. Os sintomas nos bebés incluem má alimentação e atraso no crescimento; os sintomas nas crianças mais velhas e nos adolescentes são semelhantes aos dos adultos, mas também incluem atraso no crescimento, atraso na puberdade ou ambos. O diagnóstico é feito através de testes da função tiroideia (por exemplo, tiroxina sérica, hormona estimulante da tiroide). O tratamento é a substituição da hormona da tiroide.

O teste do pezinho nos recém-nascidos melhorou consideravelmente as perspectivas dos bebés que nascem com hipotiroidismo. A grande maioria das crianças que são detectadas e tratadas rapidamente crescem normalmente. Os bebés e as crianças com hipotiroidismo devem ser observados regularmente por um endocrinologista pediátrico ou por um pediatra com um interesse especial em endocrinologia. A medicação deve ser tomada regularmente e, normalmente, para toda a vida. A dose terá de ser ajustada à medida que o seu filho cresce, pelo que é importante efetuar análises sanguíneas regulares. É sabido que os problemas de tiroide ocorrem frequentemente nas famílias e, se os membros da família não se sentirem bem, devem ser encorajados a discutir com o seu médico de família a necessidade de fazer análises à tiroide. O hipotiroidismo congénito (HC) é a causa endócrina mais comum e mais tratável de atraso mental. O diagnóstico laboratorial deve ser efectuado logo após o nascimento, e o tratamento eficaz deve ser iniciado de imediato, para evitar danos cerebrais irreversíveis. O advento dos programas de rastreio neonatal do hipotiroidismo congénito melhorou drasticamente o prognóstico dos bebés afectados. O objetivo do rastreio neonatal é detetar o HC e iniciar o tratamento antes de o bebé atingir um mês de idade.

O rastreio neonatal (RN) do hipotiroidismo congénito (HC) é uma das maiores conquistas da medicina preventiva. A maioria dos recém-nascidos com HC tem um aspeto normal e não apresenta sinais físicos detectáveis. O hipotiroidismo no período neonatal é quase sempre ignorado, e o diagnóstico tardio conduz à consequência mais grave do HC, o atraso mental, o que realça a importância da TS. Para o rastreio do HC, pode ser utilizada a hormona estimulante da tiroide (TSH), a tiroxina (T4) ou ambas. Esta última é mais sensível, mas não é rentável, pelo que o rastreio por TSH ou T4 é utilizado em diferentes programas em todo o mundo. O rastreio da TSH demonstrou ser mais específico no diagnóstico do HC. O rastreio do T4 é mais sensível na deteção, sobretudo, de recém-nascidos com hipotalâmico-pituitário-hipotiroidismo raro, mas é menos específico, com uma elevada frequência de falsos positivos, sobretudo em bebés prematuros e com baixo peso à nascença. O momento em que a amostra é recolhida pode variar. Na maioria dos centros, o sangue é obtido através de uma picada no calcanhar após as 24 horas de idade para minimizar os falsos positivos de TSH elevado devido ao pico fisiológico de TSH neonatal que eleva os níveis de TSH e provoca alterações dinâmicas de T4 e T3 nos primeiros 1 ou 2 dias após o nascimento. A alta precoce das mães no pós-parto aumentou o rácio de elevações falsas positivas da TSH. Embora o hipotiroidismo transitório possa ocorrer frequentemente, todos estes bebés devem ser tratados como tendo CH durante os primeiros 3 anos de vida, tendo em conta o risco de atraso mental. Nestes doentes, é necessária uma reavaliação após os 3 anos. O objetivo da terapêutica inicial do HC é minimizar a exposição do sistema nervoso central neonatal ao hipotiroidismo através da normalização da função tiroideia, tão rapidamente quanto possível.

Capítulo 1

[1] INTRODUÇÃO

O hipotiroidismo congénito é uma perda parcial ou total da função da glândula tiroide (hipotiroidismo) que afecta os bebés desde o nascimento (congénito). A glândula tiroide é um tecido em forma de borboleta situado na parte inferior do pescoço. Produz hormonas que contêm iodo e que desempenham um papel importante na regulação do crescimento, do desenvolvimento do cérebro e da velocidade das reacções químicas no organismo (metabolismo). As pessoas com hipotiroidismo congénito têm níveis inferiores ao normal destas importantes hormonas.

O hipotiroidismo congénito ocorre quando a glândula tiroide não se desenvolve ou não funciona corretamente. Em 80 a 85% dos casos, a glândula tiroide está ausente, tem um tamanho muito reduzido (hipoplasia) ou está localizada de forma anormal. Estes casos são classificados como disgenesia da tiroide. Nos restantes casos, está presente uma glândula tiroide de tamanho normal ou aumentada (bócio), mas a produção de hormonas da tiroide está diminuída ou ausente. A maioria destes casos ocorre quando uma das várias etapas do processo de síntese hormonal está comprometida; estes casos são classificados como disormonogénese da tiroide. Menos frequentemente, a redução ou ausência de produção de hormonas da tiroide é causada por uma estimulação deficiente do processo de produção (que normalmente é feito por uma estrutura na base do cérebro chamada glândula pituitária), embora o processo em si não esteja comprometido. Estes casos são classificados como hipotiroidismo central (ou hipofisário).

Os sinais e sintomas do hipotiroidismo congénito resultam da falta de hormonas da tiroide. Os bebés afectados podem não apresentar características da doença, embora alguns bebés com hipotiroidismo congénito sejam menos activos e durmam mais do que o normal. Podem ter dificuldade em alimentar-se e sofrer de obstipação. Se não for tratado, o hipotiroidismo congénito pode levar à incapacidade intelectual e a um crescimento lento. Nos Estados Unidos e em muitos outros países, todos os hospitais testam os recém-nascidos para detetar o hipotiroidismo congénito. Se o tratamento for iniciado nas primeiras duas semanas após o nascimento, os bebés desenvolvem-se normalmente.

O hipotiroidismo congénito também pode ocorrer como parte de síndromes que afectam outros órgãos e tecidos do corpo. Estas formas da doença são descritas como sindrómicas. Algumas formas comuns de hipotiroidismo sindrómico incluem a síndrome de Pendred, a síndrome de Bamforth-Lazarus e a síndrome cérebro-pulmãotiroideia.

O hipotiroidismo congénito (HC) é definido como uma deficiência da hormona tiroideia presente à nascença. A deficiência de hormona tiroideia à nascença é mais frequentemente causada por um problema no desenvolvimento da glândula tiroideia (disgenesia) ou por uma perturbação da biossíntese da hormona tiroideia (dishormonogénese). Estas perturbações resultam em hipotiroidismo primário. O hipotiroidismo secundário ou central à nascença resulta de uma deficiência da hormona estimulante da tiroide (TSH). A deficiência congénita de TSH pode raramente ser um problema isolado (causado por mutações no gene da subunidade P da TSH), mas mais frequentemente está associada a outras deficiências das hormonas hipofisárias, como parte do hipopituitarismo congénito. O hipotiroidismo periférico é uma categoria separada que resulta de defeitos do transporte, do metabolismo ou da ação da hormona tiroideia.

O hipotiroidismo congénito é classificado em HC permanente e transitório. O HC permanente refere-se a uma deficiência persistente da hormona tiroideia que requer tratamento durante toda a vida. O HC transitório refere-se a uma deficiência temporária da hormona tiroideia, detectada à nascença, mas que depois recupera a produção normal da hormona tiroideia. A recuperação para o eutiroidismo ocorre normalmente nos primeiros meses ou anos de vida. O HC permanente pode ainda ser classificado em HC primário e secundário (ou central) permanente; também foi registado um HC primário transitório. Além disso, algumas formas de HC estão associadas a defeitos noutros sistemas de órgãos; estas são classificadas como hipotiroidismo sindrómico.

A etiologia subjacente ao HC determina normalmente se o hipotiroidismo é permanente ou transitório, primário, secundário ou periférico, e se há envolvimento de outros sistemas orgânicos (ver secção sobre Etiologia para mais pormenores). A ênfase principal desta revisão é a discussão do HC primário, mas também haverá alguma discussão sobre o HC secundário ou central. Deve ter-se em conta que, em muitos casos de HC, pode não ser possível determinar uma etiologia subjacente. Além disso, embora se conheça a causa exacta de alguns casos de disgenesia da tiroide, por exemplo, uma mutação no gene *TTF-2*, apenas em 2% dos casos foram encontradas mutações em genes que codificam factores de transcrição importantes para o desenvolvimento da glândula tiroide. Assim, a causa exacta da grande maioria dos casos de disgenesia da tiroide permanece desconhecida. No entanto, esta não tem sido uma questão significativa, uma vez que a gestão do HC se baseia no restabelecimento da função tiroideia normal, não sendo necessariamente necessário conhecer a causa exacta subjacente.

O termo cretinismo endémico é utilizado para descrever grupos de crianças com bócio e hipotiroidismo numa área geográfica definida. Descobriu-se que essas áreas eram pobres em iodo e determinou-se que a causa do cretinismo endémico era a deficiência de iodo. Na década de 1920, descobriu-se que a ingestão adequada de iodo na dieta previne o bócio endémico e o cretinismo. O bócio endémico e o cretinismo ainda são observados em algumas áreas, como as regiões do Bangladesh, Chade, China, Indonésia, Nepal, Peru e Zaire.

O termo cretinismo esporádico foi inicialmente utilizado para descrever a ocorrência aleatória de cretinismo em áreas não endémicas. A causa destas anomalias foi identificada como glândulas tiróideas não funcionais ou ausentes. Isto levou à substituição do termo descritivo cretinismo esporádico pelo termo etiológico hipotiroidismo congénito. O tratamento com terapêutica de substituição da tiroide revelou alguma melhoria nestes bebés, embora muitos permanecessem com deficiências.

A morbilidade do hipotiroidismo congénito pode ser reduzida ao mínimo através do diagnóstico e tratamento precoces. Embora os estudos preliminares iniciais tenham sido realizados utilizando os níveis de hormona estimulante da tiroide (TSH) no sangue do cordão umbilical, o rastreio em massa foi viabilizado pelo desenvolvimento do radioimunoensaio para TSH e tiroxina (T4) a partir de manchas de sangue em papel de filtro, obtidas para testes de rastreio neonatal.

O hipotiroidismo neonatal é uma diminuição da produção de hormonas da tiroide num recém-nascido. Em casos muito raros, não é produzida qualquer hormona tiroideia. Esta doença é também designada por hipotiroidismo congénito. Congénito significa presente desde o nascimento. As hormonas da tiroide são essenciais para o desenvolvimento normal do cérebro. As perturbações da tiroide no recém-nascido constituem um grupo complexo de doenças, muitas das quais são atualmente objeto de investigação ativa. Foram implementados programas de rastreio bem estabelecidos para detetar o hipotiroidismo congénito, que está associado a atrasos mentais e de crescimento se não for detectado e tratado. O estado da tiroide no recém-nascido também é influenciado pela doença da tiroide materna, estando esta associada a resultados adversos na gravidez, incluindo a encefalopatia neonatal[1, 2] , e os bebés de mães com doença de Graves correm o risco de sofrer de tirotoxicose neonatal. A deficiência de iodo tem impacto em muitas populações, resultando em hipotiroidismo neonatal transitório e bócio, com efeitos potencialmente negativos no desenvolvimento do bebé e da criança[3, 4] . O excesso de iodo pode resultar da utilização de anti-sépticos contendo iodo na mãe ou no bebé, de agentes de contraste radiológico para a inserção de linhas e de amiodorona na mãe ou no bebé. O excesso de iodo tem sido associado a hipotiroidismo transitório, especialmente em bebés prematuros[5-7] , embora os seus efeitos a longo prazo sejam desconhecidos. Foi relatado que a hipotiroxinemia transitória em bebés prematuros está associada a resultados adversos no desenvolvimento[8-12] . No entanto, não existe consenso sobre a definição de hipotiroxinemia e os ensaios de tratamento de bebés pré-termo em risco de hipotiroxinemia transitória ainda não demonstraram qualquer benefício[13-15] . Uma vez que a hipotiroxinemia transitória está associada à gravidade da doença em bebés pré-termo

Bebés[16] , pode ser que a associação com resultados anormais de desenvolvimento se deva a estes factores e não à resposta da tiroide. Este guia fornece uma abordagem pragmática e baseada em evidências para lidar com os distúrbios da tiroide no recém-nascido.

O hipotiroidismo congénito (HC) ou cretinismo é uma condição de deficiência da hormona da tiroide presente à nascença. Aproximadamente 1 em cada 4000 recém-nascidos tem uma deficiência grave da função tiroideia, enquanto um número ainda maior tem graus ligeiros ou parciais. Se não for tratado durante vários meses após o nascimento, o hipotiroidismo congénito grave pode levar a falhas no crescimento e a incapacidade intelectual permanente. O tratamento consiste numa dose diária de hormona tiroideia (tiroxina) por via oral. Como o tratamento é simples, eficaz e pouco dispendioso, quase todo o mundo desenvolvido pratica o rastreio neonatal para detetar e tratar o hipotiroidismo congénito nas primeiras semanas de vida.

1.1 Hipotiroidismo congénito:

A deficiência da hormona tiroideia pode resultar em atraso mental e de crescimento se o hipotiroidismo congénito não for diagnosticado e tratado adequadamente no início da vida[17, 18] . A maior parte dos bebés continua a parecer clinicamente normal antes dos 3 meses de idade, altura em que, normalmente, já ocorreram algumas lesões cerebrais. Os sintomas ou sinais, quando presentes, podem incluir iterícia neonatal prolongada, obstipação, letargia e tónus muscular fraco, má alimentação, língua grande, fácies grosseira, fontanela larga, abdómen distendido e hérnia umbilical.

Capítulo 2

[2] CAUSAS

O hipotiroidismo no recém-nascido pode ser causado por:

- Uma glândula tiroide ausente ou pouco desenvolvida

- Uma glândula pituitária que não estimula a glândula tiroide

- Hormonas da tiroide mal formadas ou que não funcionam

- Medicamentos que a mãe tomou durante a gravidez

- Falta de iodo na dieta da mãe durante a gravidez

- Anticorpos produzidos pelo corpo da mãe que bloqueiam a função tiroideia do

bebé

A glândula tiroide desenvolve-se a partir da cavidade bucofaríngea entre as 4 e as 10 semanas de gestação. A tiroide nasce das quartas bolsas branquiais e acaba por se tornar um órgão bilobado no pescoço. Os erros na formação ou migração do tecido tiroideu podem resultar em aplasia, displasia ou ectopia da tiroide. Por volta das 10-11 semanas de gestação, a tiroide fetal é capaz de produzir a hormona tiroideia. Por volta das 18-20 semanas de gestação, os níveis sanguíneos de T4 atingem os níveis do termo. Pensa-se que o eixo hipofisário-tiroideu fetal funciona independentemente do eixo hipofisário-tiroideu materno.

A glândula tiroide utiliza a tirosina e o iodo para fabricar T4 e triiodotironina (T3). O iodeto é levado para as células foliculares da tiroide por um sistema de transporte ativo e depois oxidado em iodo pela peroxidase da tiroide. A organificação ocorre quando o iodo é ligado a moléculas de tirosina ligadas à tiroglobulina, formando monoiodotirosina (MIT) e diiodotirosina (DIT). O acoplamento de duas moléculas de DIT forma a tetraiodotironina (ou seja, T4). O acoplamento de uma molécula de MIT e de uma molécula de DIT forma a T3. A tiroglobulina, com T4 e T3 ligados, é armazenada no lúmen folicular. A TSH ativa as enzimas necessárias para clivar a T4 e a T3 da tiroglobulina. Na maioria das situações, a T4 é a principal hormona produzida e libertada pela glândula tiroide.

Os erros inatos do metabolismo da tiroide podem resultar em hipotiroidismo congénito em crianças com glândulas tiróides anatomicamente normais.

A T4 é a principal tironina produzida pela glândula tiroide. Apenas 10-40% da T3 circulante é libertada pela glândula tiroide. O restante é produzido por monodeiodinação de T4 nos tecidos periféricos. A T3 é o principal mediador dos efeitos biológicos da hormona tiroideia e fá-lo através da interação com um recetor nuclear específico. As anomalias dos receptores podem resultar em resistência à hormona tiroideia.

As principais proteínas transportadoras das hormonas tiroideias em circulação são a globulina de ligação à tiroide (TBG), a pré-albumina de ligação à tiroide (TBPA) e a albumina. A T4 não ligada, ou livre, representa apenas cerca de 0,03% da T4 circulante e é a porção que é metabolicamente ativa. Os bebés que nascem com níveis baixos de TBG, como na deficiência congénita de TBG, têm níveis baixos de T4 total, mas são fisiologicamente normais. A deficiência congénita familiar de TBG pode ocorrer como uma doença recessiva ligada ao X ou autossómica recessiva.

Pensa-se que a contribuição dos níveis de hormona tiroideia materna para o feto é mínima, mas a doença tiroideia materna pode ter uma influência substancial na função tiroideia fetal e neonatal. Os auto-anticorpos de imunoglobulina G (IgG), como os observados na tiroidite autoimune, podem atravessar a placenta e inibir a função tiroideia. As tioamidas utilizadas para tratar o hipertiroidismo materno podem também bloquear a síntese da hormona tiroideia fetal. A maioria destes efeitos é transitória. O iodo radioativo administrado a uma mulher grávida pode anular permanentemente a glândula tiroide do feto.

A importância da hormona tiroideia para o crescimento e desenvolvimento do cérebro é demonstrada pela comparação entre crianças com hipotiroidismo congénito tratadas e não tratadas. A hormona tiroideia é necessária para o crescimento e a mielinização normais do cérebro e para as ligações neuronais normais. O período mais crítico para o efeito da hormona tiroideia no desenvolvimento do cérebro são os primeiros meses de vida.

Em todo o mundo, a causa mais comum de hipotiroidismo congénito é a deficiência de iodo, mas na maior parte do mundo desenvolvido e em áreas com iodo ambiental adequado, os casos devem-se a uma combinação de causas conhecidas e desconhecidas. O mais comum é haver um defeito de desenvolvimento da própria glândula tiroide, resultando numa glândula ausente (atireose) ou subdesenvolvida (hipoplásica). Uma glândula hipoplásica pode desenvolver-se mais acima no pescoço ou mesmo na parte de trás da língua. Uma glândula no local errado é referida como *ectópica*, e uma glândula ectópica na base ou na parte de trás da língua é uma tiroide *lingual*. Alguns destes casos de glândulas com anomalias de desenvolvimento resultam de defeitos genéticos e outros são "esporádicos", sem causa identificável. Um estudo japonês encontrou uma correlação estatística entre determinados insecticidas organoclorados e substâncias químicas semelhantes à dioxina no leite de mães que tinham dado à luz crianças com hipotiroidismo congénito[19] .

Em alguns casos, o hipotiroidismo detectado pelo rastreio pode ser transitório. Uma causa comum é a presença de anticorpos maternos que prejudicam temporariamente a função tiroideia durante várias semanas[20] .

O cretinismo é um termo antigo para designar o estado de atraso mental e físico resultante de hipotiroidismo congénito não tratado, geralmente devido a uma deficiência de iodo desde o nascimento, devido aos baixos níveis de iodo no solo e nas fontes alimentares locais. O termo, tal como muitos outros termos médicos do século XIX, adquiriu conotações pejorativas à medida que foi sendo utilizado na linguagem leiga. Atualmente, raramente é utilizado pelos médicos.

2.1 Genética:

O hipotiroidismo congénito pode ser causado por uma variedade de factores, dos quais apenas alguns são genéticos. A causa mais comum em todo o mundo é uma carência de iodo na dieta da mãe e do bebé afetado. O iodo é essencial para a produção das hormonas da tiroide. As causas genéticas são responsáveis por cerca de 15 a 20% dos casos de hipotiroidismo congénito.

A causa do tipo mais comum de hipotiroidismo congénito, a disgenesia da tiroide, é geralmente desconhecida. Os estudos sugerem que 2 a 5 por cento dos casos são hereditários. Dois dos genes envolvidos nesta forma da doença são o PAX8 e o TSHR. Estes genes desempenham papéis no crescimento e desenvolvimento adequados da glândula tiroide. As mutações nestes genes impedem ou perturbam o desenvolvimento normal da glândula. A glândula anormal ou em falta não consegue produzir quantidades normais de hormonas da tiroide.

A disormonogénese da tiroide resulta de mutações num dos vários genes envolvidos na produção de hormonas da tiroide. Estes genes incluem DUOX2, SLC5A5, TG e TPO. As mutações em cada um destes genes interrompem um passo na síntese das hormonas da tiroide, levando a níveis anormalmente baixos destas hormonas. As mutações no gene TSHB interrompem a síntese das hormonas da tiroide, prejudicando a estimulação da produção de hormonas. As alterações neste gene são a principal causa do hipotiroidismo central. A escassez de hormonas da tiroide daí resultante perturba o crescimento normal, o desenvolvimento cerebral e o metabolismo, conduzindo às características do hipotiroidismo congénito.

__OMIM__	Nome	Gene
275200 hipotiroidismo congénito, não goitroso 1 CHNG1 TSHR		
218700 CHNG2		PAX8
609893 CHNG3		? em 15q25.3-q26.1
275100 CHNG4		TSHB

OMIM	**Nome**	**Gene**
225250 CHNG5		NKX2-5

O hipotiroidismo congénito não-goitroso foi descrito como a "doença endócrina congénita mais prevalente"[21] .

Mutações noutros genes que ainda não foram tão bem caracterizados também podem causar hipotiroidismo congénito. Outros genes estão ainda envolvidos em formas sindrómicas da doença.

Os tipos genéticos de hipotiroidismo congénito não-goitroso incluem:

2.2 Sinais e sintomas:

Os sintomas e sinais de hipotiroidismo em bebés e crianças pequenas diferem dos de crianças mais velhas e adultos. Se a deficiência de iodo ocorrer muito cedo durante a gravidez, os bebés podem apresentar uma grave falha de crescimento, características faciais grosseiras, deficiência intelectual e espasticidade. A maior parte dos outros bebés com hipotiroidismo apresentam inicialmente poucos ou nenhuns sintomas ou sinais e só são detectados através do rastreio neonatal.

Os sintomas que ocorrem podem ser subtis ou desenvolver-se lentamente porque alguma hormona tiroideia materna atravessa a placenta. No entanto, depois de a hormona tiroideia materna ter sido metabolizada, se a causa subjacente do hipotiroidismo persistir e o hipotiroidismo não for diagnosticado ou tratado, normalmente atrasa o desenvolvimento do SNC de forma moderada a grave e pode ser acompanhado de baixo tónus muscular, perda auditiva neurossensorial, hiperbilirrubinemia prolongada, hérnia umbilical, dificuldade respiratória, macroglossia, fontanelas grandes, má alimentação e choro rouco. Raramente, o diagnóstico e o tratamento tardios do hipotiroidismo grave conduzem a deficiência intelectual e baixa estatura.

Alguns sintomas e sinais de hipotiroidismo em crianças mais velhas e adolescentes são semelhantes aos dos adultos (por exemplo, aumento de peso; fadiga; obstipação; cabelo grosseiro e seco; pele pálida, fria ou mosqueada). Os sinais específicos das crianças são o atraso no crescimento, o atraso na maturação do esqueleto e, normalmente, o atraso na puberdade.

O hipotiroidismo congénito é uma produção inadequada de hormonas da tiroide nos recém-nascidos. Pode ocorrer devido a um defeito anatómico na glândula, a um erro inato do metabolismo da tiroide ou a uma deficiência de iodo.

A maioria dos bebés afectados apresenta poucos ou nenhuns sintomas. Isto deve-se ao facto de o nível da hormona tiroideia ser apenas ligeiramente baixo. Os bebés com hipotiroidismo grave têm frequentemente uma aparência única, incluindo:

- Aspeto baço

- Rosto inchado

- Língua grossa e saliente

Esta aparência desenvolve-se normalmente à medida que a doença se agrava.

A criança também pode ter:

- Episódios de asfixia

- Prisão de ventre

- Cabelos secos e quebradiços

- Icterícia

- Falta de tónus muscular (bebé flácido)

- Linha do cabelo baixa

- Alimentação deficiente

- Altura reduzida

- Sonolência

- Lentidão

HIPOTIROIDISMO CONGÉNITO (CH)

Normal Thyroid Gland

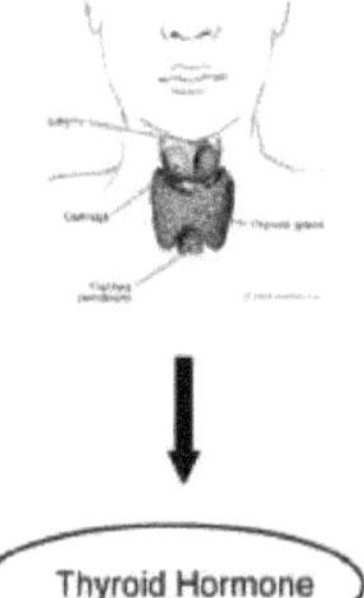

Congenital Hypothyroidism

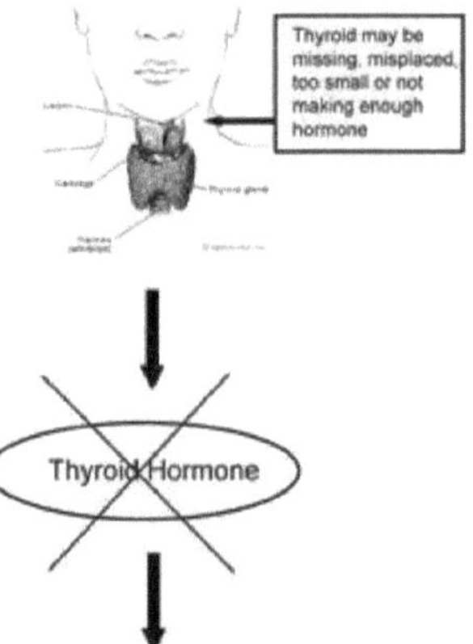

Capítulo 3

[3] DIAGNÓSTICO

Nos países com programas de rastreio neonatal em vigor, essencialmente todos os bebés com hipotiroidismo congénito são diagnosticados após a deteção através de testes de rastreio neonatal. Foram desenvolvidos programas de rastreio no Canadá, nos Estados Unidos, em partes do México, na Europa Ocidental, no Japão, na Austrália, na Nova Zelândia e em Israel, e estão a ser desenvolvidos em partes de muitos países da Europa Oriental, da Ásia, da América do Sul e de África. Da população mundial de 127 milhões de recém-nascidos, estima-se que 25% sejam submetidos a rastreio do hipotiroidismo congénito. Nos bebés nascidos em locais sem programas de rastreio neonatal, o diagnóstico pode ser feito após o desenvolvimento de manifestações clínicas de hipotiroidismo.

Todos os bebés do país são rastreados à nascença através da colheita de sangue por picada de agulha, que é analisado para deteção de TSH e T4. Isto faz parte do Programa de Rastreio Neonatal (o sangue é também analisado para detetar fenilcetonúria, fibrose quística e doença falciforme).

- Um TSH elevado e um T4 baixo confirmam o diagnóstico.

- Os níveis de tiroglobulina também podem ser medidos - normalmente, a T4 total é baixa com uma TSH normal; no entanto, a T4 livre e a T3 estão dentro dos valores normais. Esta situação não exige qualquer tratamento adicional.

- São também medidos os auto-anticorpos da tiroide.

- Os bebés podem ter de fazer uma ecografia da tiroide e/ou um exame com radionuclídeos da tiroide.

- Os resultados falsos positivos são geralmente devidos a doença intercorrente e a deficiência de tiroglobulina.

- 0% dos bebés podem ter apenas um ligeiro aumento da TSH - estes doentes precisam de ser observados e os TFT devem ser repetidos dentro de alguns meses.

O rastreio neonatal de rotina detecta o hipotiroidismo antes de os sinais clínicos serem evidentes. Se o rastreio for positivo, é necessária a confirmação com testes da função tiroideia, incluindo a medição da tiroxina sérica livre (T_4 livre) e da hormona estimulante da tiroide (TSH). Estas análises também são efectuadas em crianças mais velhas e adolescentes com suspeita de hipotiroidismo. Nestes doentes, a T4 livre é uma melhor medida da função tiroideia do que a T4 total, porque os níveis de proteínas de ligação à tiroide (globulina de ligação à tiroide, transtirretina e albumina) afectam os níveis de T4 total. Os níveis de triiodotironina (T_3) e de T3 invertido raramente são úteis para o diagnóstico de hipotiroidismo e não devem ser efectuados na maioria dos doentes.

O hipotiroidismo congénito grave, mesmo quando tratado rapidamente, pode causar problemas subtis de desenvolvimento e perda auditiva neurossensorial. A perda auditiva pode ser tão ligeira que o rastreio inicial não a detecta, mas pode ainda assim interferir com a aquisição da linguagem. Aconselha-se a realização de novos testes após a infância para detetar perdas auditivas subtis.

Quando o hipotiroidismo congénito é diagnosticado, pode ser realizada uma análise com radionuclídeos (^{99m} Tc pertecnetato ou^{123} I) ou uma ecografia para avaliar o tamanho e a localização da glândula tiroide e, assim, ajudar a distinguir uma anomalia estrutural (ou seja, disgenesia da tiroide) da dishormonogénese e de anomalias transitórias.

Nas crianças mais velhas e nos adolescentes com suspeita de hipotiroidismo (TSH elevada e T4/livre baixo), devem ser medidos os títulos de anticorpos da tiroide (para a peroxidase da tiroide e para a tiroglobulina) para avaliar a possibilidade de tiroidite autoimune. A ecografia da tiroide não é necessária para estabelecer o diagnóstico de tiroidite autoimune e deve ser limitada a crianças com assimetria da glândula tiroide ou nódulos palpáveis da tiroide.

O hipotiroidismo central manifesta-se com um padrão de níveis baixos de T4 livre e níveis não elevados de TSH. As crianças com hipotiroidismo central confirmado devem fazer uma ressonância magnética do cérebro e da hipófise para excluir lesões do SNC.

1.1 Exames e testes:

O exame físico pode revelar:

- Diminuição do tónus muscular

- Crescimento lento

- Choro ou voz rouca

- Braços e pernas curtos

- Pontos moles muito grandes no crânio (fontanelas)

- Mãos largas com dedos curtos

- Ossos do crânio muito separados

São feitas análises ao sangue para verificar a função da tiroide. Outros exames podem incluir:

- Ecografia da tiroide

- Radiografia dos ossos longos

O diagnóstico de hipotiroidismo primário é confirmado pela demonstração de níveis diminuídos da hormona tiroideia sérica (T4 total ou livre) e níveis elevados da hormona estimulante da tiroide (TSH). Se houver suspeita de hipotiroidismo mediado por anticorpos maternos, os anticorpos antitiroideus maternos e neonatais podem confirmar o diagnóstico. Estes anticorpos são uma causa pouco frequente de hipotiroidismo congénito.

A combinação de níveis séricos baixos ou normais de T4 total e de uma TSH sérica dentro do intervalo de referência sugere uma deficiência de globulina de ligação à tiroide (TBG). Esta perturbação congénita não tem consequências patológicas, mas deve ser reconhecida para evitar a administração desnecessária de hormonas da tiroide.

1.2 Exame da tiroide:

A ecografia da tiroide não é necessária para fazer ou confirmar o diagnóstico de hipotiroidismo congénito, mas pode fornecer informações importantes sobre a etiologia.

No exame da tiroide (utilizando tecnécio-99m ou iodo-123), a ausência de captação de radionuclídeos sugere hipotiroidismo atriótico esporádico, mas também pode ocorrer quando a captação é bloqueada por excesso de iodeto ou por anticorpos bloqueadores dos receptores da tiroide. Se não for detectada captação no exame isotópico, a ecografia da tiroide pode demonstrar tecido tiroideu.

Os exames da tiroide também podem demonstrar a presença de uma tiroide ectópica, como uma glândula lingual ou sublingual, o que também é esporádico. A presença de uma tiroide bilobada na posição adequada ou de um bócio sugere um erro inato na produção de hormonas tiroideias ou um hipotiroidismo ou hipertirotropinemia transitórios

1.3 Outros estudos imagiológicos:

A ecografia pode ser uma alternativa razoável ou um complemento à cintigrafia, mas pode não revelar algumas glândulas ectópicas.

Pode ser obtida uma radiografia lateral do joelho para procurar a epífise femoral distal; este centro de ossificação aparece por volta das 36 semanas de gestação e a sua ausência num bebé de termo ou pós-termo indica efeitos pré-natais de hipotiroidismo.

No mundo desenvolvido, quase todos os casos de hipotiroidismo congénito são detectados pelo programa de rastreio neonatal. Estes baseiam-se na medição do TSH ou da tiroxina (T_4) no segundo ou terceiro dia de vida (teste do pezinho).

Se a TSH for elevada ou a T4 for baixa, o médico e os pais do bebé são contactados e recomenda-se o encaminhamento para um endocrinologista pediátrico para confirmar o diagnóstico e iniciar o tratamento. Frequentemente, é realizada uma ecografia da tiroide com tecnécio (pertecnetato de Tc-99m) para detetar uma glândula estruturalmente anormal. Um exame de iodo radioativo (RAIU) ajudará a diferenciar a

ausência congénita ou um defeito na organificação (um processo necessário para

produzir a hormona da tiroide).

Capítulo 4

[4] TRATAMENTO

A maioria dos casos de hipotiroidismo congénito requer a substituição da hormona tiroideia durante toda a vida. No entanto, se o nível inicial de TSH for < 40 mU/L, se não for estabelecida uma base orgânica e se se pensar que a doença é transitória (com base na ausência de aumento da dose desde a infância), os médicos podem tentar interromper a terapêutica após os 3 anos de idade, altura em que o ensaio não representa qualquer perigo para o desenvolvimento do SNC. Se o TSH aumentar após a interrupção da terapêutica (normalmente após cerca de 6 semanas de interrupção do tratamento) e o T4 livre ou o T4 for baixo, confirma-se o hipotiroidismo congénito permanente e o tratamento deve ser reiniciado. A deficiência de globulina de ligação à tiroxina, detectada por rastreio que se baseia principalmente na medição do T4 sérico total, não requer tratamento porque os bebés afectados têm níveis normais de T4 livre e de TSH e são, portanto, eutiroideus.

As crianças mais velhas que têm apenas pequenas elevações no TSH (< 10 mU/L) e níveis normais de T4 ou T4 livre são consideradas como tendo hipotiroidismo subclínico, quer tenham ou não auto-anticorpos da tiroide. Essas crianças não precisam de reposição da tiroide, a menos que desenvolvam sintomas de hipotiroidismo ou bócio ou que os seus níveis de TSH aumentem.

O diagnóstico precoce é muito importante. A maioria dos efeitos do hipotiroidismo são fáceis de reverter. Por esta razão, a maioria dos estados dos EUA exige que todos os recém-nascidos sejam examinados para detetar hipotiroidismo. A tiroxina é normalmente administrada para tratar o hipotiroidismo. Assim que a criança começa a tomar este medicamento, são feitas regularmente análises ao sangue para garantir que os níveis de hormonas da tiroide estão dentro dos valores normais.

O objetivo dos programas de rastreio neonatal é detetar e iniciar o tratamento nas primeiras 1-2 semanas de vida. O tratamento consiste numa dose diária de tiroxina, disponível sob a forma de um pequeno comprimido. O nome genérico é levotiroxina, e existem várias marcas disponíveis. As marcas habitualmente utilizadas na América do Norte são Synthroid, Levoxyl, Unithroid e Levothroid. O comprimido é esmagado e administrado ao bebé com uma pequena quantidade de água ou leite. A faixa de dose mais comumente recomendada é de 10-15 pg/kg diariamente, normalmente 37,5 ou 44 pg [22]. Dentro de algumas semanas, os níveis de T4 e TSH são novamente verificados para confirmar que estão a ser normalizados pelo tratamento. À medida que a criança cresce, estes níveis são verificados regularmente para manter a dose correcta. A dose aumenta à medida que a criança cresce.

4.1 Prognóstico:

Se a HC for detectada precocemente nos bebés e se for iniciado o tratamento, pode ocorrer um desenvolvimento normal da função mental. Se o tratamento for atrasado, pode ocorrer espasticidade, problemas de marcha, disartria e deficiência mental profunda.

A baixa autoestima e a depressão são alguns dos factores que conduzem a uma pior qualidade de vida nos doentes tratados para o CH. Para detetar estes aspectos, é necessário um elevado índice de suspeição e um interrogatório cuidadoso.

A maioria das crianças nascidas com hipotiroidismo congénito e corretamente tratadas com tiroxina crescem e desenvolvem-se normalmente em todos os aspectos. Mesmo a maioria das crianças com atireose e níveis de T4 indetectáveis à nascença desenvolve-se com uma inteligência normal, embora, como população, o desempenho académico tenda a ser inferior ao dos irmãos e ocorram ligeiros problemas de aprendizagem em algumas[23] .

O hipotiroidismo congénito é a causa evitável mais comum de deficiência intelectual.

Poucos tratamentos na prática da medicina proporcionam um benefício tão grande por um esforço tão pequeno.

O diagnóstico precoce conduz normalmente a um bom resultado. Os recém-nascidos diagnosticados e tratados no primeiro mês, aproximadamente, têm normalmente uma inteligência normal.

O hipotiroidismo ligeiro não tratado pode levar a uma deficiência intelectual grave e a problemas de crescimento. O sistema nervoso passa por um desenvolvimento importante durante os primeiros meses após o nascimento. A falta de hormonas da tiroide pode causar danos que não podem ser revertidos.

4.2 Mortalidade/Morbilidade:

O hipotiroidismo congénito não afecta a taxa de mortalidade padronizada por todas as causas em doentes tratados.

O atraso mental profundo é o efeito mais grave do hipotiroidismo congénito não tratado. O crescimento linear e a maturação óssea também são afectados de forma grave. Os bebés afectados cujo tratamento é atrasado podem ter problemas neurológicos, como espasticidade e anomalias da marcha, disartria ou mutismo, e comportamento autista.

[I] Corrida:

O hipotiroidismo congénito é observado em todas as populações. A prevalência à nascença é maior nos hispânicos, particularmente nas mulheres hispânicas, que têm uma prevalência de 1 em 1886 nascimentos. Os bebés negros têm cerca de um terço da taxa de prevalência dos bebés brancos.

[II] Sexo:

A maioria dos estudos sobre o hipotiroidismo congénito sugere um rácio de 2:1 entre mulheres e homens. Devos et al mostraram que grande parte da discrepância é explicada por bebés com ectopia da tiroide. O rácio entre os sexos para os hispânicos é mais impressionante, com um rácio de 3:1 entre mulheres e homens. O rácio é mais baixo nos bebés de raça negra.

[III] Idade:

Por definição, o hipotiroidismo congénito está presente no nascimento ou antes dele. As crianças que desenvolvem hipotiroidismo primário aos 2 anos de idade ou mais têm um crescimento deficiente e uma mentalidade lenta, mas geralmente não apresentam as anomalias neurológicas profundas e incompletamente reversíveis observadas no hipotiroidismo congénito não tratado.

Capítulo 5

[5] PREVENÇÃO

Se uma mulher grávida tomar iodo radioativo para o cancro da tiroide, a glândula tiroide pode ser destruída no feto em desenvolvimento. Os bebés cujas mães tomaram estes medicamentos devem ser cuidadosamente observados após o nascimento para detetar sinais de hipotiroidismo. Além disso, as mulheres grávidas não devem evitar o sal suplementado com iodo.

A maioria dos estados exige um teste de rastreio de rotina para verificar se todos os recém-nascidos têm hipotiroidismo. Se o seu estado não tiver este requisito, pergunte ao seu médico se o seu recém-nascido deve ser rastreado.

CONCLUSÃO

Os benefícios do diagnóstico precoce do hipotiroidismo congénito e do tratamento imediato não podem ser subestimados. Há uma grande necessidade de aumentar a sensibilização da sociedade para o HC e para a sua identificação através do rastreio neonatal. O rastreio neonatal universal de rotina do hipotiroidismo congénito é viável e deve ser adotado por todos os países, incluindo os países em desenvolvimento. O desenvolvimento de um programa sustentável de rastreio implica uma abordagem multidisciplinar.

Os resultados do diagnóstico e tratamento precoces do HC são notáveis, uma vez que, nestes doentes, os valores médios do quociente de inteligência aos 7 anos estão dentro da normalidade [24]

Os avanços científicos na investigação laboratorial permitiram aos clínicos melhorar as vidas das crianças com CH. O desenvolvimento de ensaios sensíveis para medir a T4 e a TSH séricas utilizando uma mancha de sangue tornou possível iniciar programas de rastreio da tiroide em recém-nascidos. O diagnóstico precoce e o tratamento com doses adequadas de L-T4 salvaram as crianças afectadas de uma vida de atraso mental.

Antes de 1972, a deteção de casos era o único método de diagnóstico. Infelizmente, a maioria dos bebés com CH dessa época sofriam lesões neurológicas permanentes quando o tratamento com extractos de tiroide bovina era iniciado aos 3 ou mais meses de idade. Atualmente, a NS permite o diagnóstico e o tratamento, que normalmente podem ser realizados no prazo de 2 semanas após o nascimento. A experiência com a NS demonstrou que a evidência bioquímica do HC está presente muito antes do aparecimento dos sinais físicos.

Atualmente, a SN para o CH é aceite como uma ferramenta no contexto dos cuidados de saúde primários para bebés, como a amamentação, a imunização e a reidratação oral. O nosso objetivo, enquanto cientistas que trabalham tanto no mundo desenvolvido como no mundo em desenvolvimento, deve ser ajudar a estabelecer programas de SN em países que não têm programas nacionais de SN.

O hipotiroidismo congénito (HC) é uma das causas evitáveis mais comuns de atraso mental. A melhor forma de detetar bebés com HC é através do rastreio de grandes populações de recém-nascidos. Se o diagnóstico for efectuado e o tratamento iniciado no espaço de algumas semanas após o nascimento, o resultado do neurodesenvolvimento é geralmente normal. A etiologia da causa mais comum de HC, a disgenesia da tiroide, é em grande parte desconhecida, tal como o aumento da incidência de HC.

BIBLIOGRAFIA

Sutton L, Sayer GP, Bajuk B, Richardson V, Berry G, Henderson-Smart DJ. Os recém-nascidos muito doentes nascidos a termo têm riscos pré-natais? Bebés ventilados principalmente devido a problemas de adaptação à vida extra-uterina.Ata Obstetricia et Gynecologica Scandinavica. 2001; 80: 905-916.

Badawi N, Kurinczuk JJ, Mackenzie CL, Keogh JM, Burton PR, Pemberton PJ, Stanley FJ. Doença da tiroide materna: A risk fator for newborn encephalopathy in term infants. BJOG: An International Journal of Obstetrics & Gynaecology. 2000; 107: 798801.

Ares S, Quero J, Morreale de Escobar G. Deficiência de iodo neonatal: Aspectos clínicos. Journal of Pediatric Endocrinology. 2005; 18 Suppl 1: 1257-1264.

Delange F. Epidemiology and impact of iodine deficiency in pediatrics (Epidemiologia e impacto da deficiência de iodo em pediatria). Jornal de Endocrinologia Pediátrica. 2005; 18 Suppl 1: 1245-1251.

Smerdely P, Lim A, Boyages SC, Waite K, Wu D, Roberts V,

Leslie G, Arnold J, John E, Eastman CJ. Topical iodine-containing antiseptics and neonatal hypothyroidism in very-low-birthweight infants (Anti-sépticos tópicos contendo iodo e hipotiroidismo neonatal em bebés de muito baixo peso). Lancet. 1989; 2: 661-664.

l'Allemand D, Gruters A, Beyer P, Weber B. O iodo nos agentes de contraste e desinfectantes da pele é a principal causa de hipotiroidismo em bebés prematuros durante os cuidados intensivos. Hormone Research. 1987; 28: 42-49.

Ares S, Pastor I, Quero J, Morreale de Escobar G. Complicações da tiroide, incluindo hipotiroidismo manifesto, relacionadas com a utilização de cateteres de silástico não radiopacos para alimentação parentérica em prematuros que requerem a injeção de pequenas quantidades de um meio de contraste iodado. Ata Paediatrica. 1995; 84: 579-581.

Den Ouden AL, Kok JH, Verkerk PH, Brand R, Verloove-Vanhorick SP. The relation between neonatal thyroxine levels and neurodevelopmental outcome at age 5 and 9 years in a national cohort of very preterm and/or very low birth weight infants. Pediatric Research. 1996; 39: 142-145.

Lucas A, Morley R, Fewtrell MS. Low triiodothyronine

concentration in preterm infants and subsequent intelligence quotient (iq) at 8 year follow up. BMJ. 1996; 312: 1132-1133; discussão 3-4.

Lucas A, Rennie J, Baker BA, Morley R. Low plasma triiodothyronine concentrations and outcome in preterm infants. Archives of Disease in Childhood. 1988; 63: 1201-1206.

Meijer WJ, Verloove-Vanhorick SP, Brand R, van den Brande JL. Hipotiroxinemia transitória associada a atraso no desenvolvimento em bebés muito prematuros. Archives of Disease in Childhood. 1992; 67: 944-947.

Reuss ML, Paneth N, Pinto-Martin JA, Lorenz JM, Susser M. The relation of transient hypothyroxinemia in preterm infants to neurologic development at two years of age.[ver comentário]. New England Journal of Medicine. 1996; 334: 821-827.

Osborn DA, Hunt RW. Hormonas tiroideias pós-natais profiláticas para a prevenção da morbilidade e mortalidade em bebés pré-termo. Base de dados Cochrane de Revisões Sistemáticas. 2007.

Osborn DA, Hunt RW. Hormonas tiroideias pós-natais para a síndrome do desconforto respiratório em bebés prematuros. Base de dados Cochrane de revisões sistemáticas. 2007.

Osborn DA, Hunt RW. Hormonas tiroideias pós-natais para bebés pré-termo com hipotiroxinemia transitória. Base de dados Cochrane de Revisões Sistemáticas. 2007.

Paneth N. Does transient hypothyroxinemia cause anormal neurodevelopment in premature infants? Clínicas em Perinatologia. 1998; 25: 627-643.

Selva KA, Harper A, Downs A, Blasco PA, Lafranchi SH. Resultados do neurodesenvolvimento no hipotiroidismo congénito: Comparação da dose inicial de t4 e do tempo para atingir a meta de t4 e tsh. Journal of Pediatrics. 2005; 147: 775-780.

Selva KA, Mandel SH, Rien L, Sesser D, Miyahira R, Skeels M, Nelson JC, Lafranchi SH. Initial treatment dose of l-thyroxine in congenital hypothyroidism [ver comentário]. Journal of Pediatrics. 2002; 141:786-792.

Nagayama J, Kohno H, Kunisue T; 2007. "Concentrações de poluentes organoclorados em mães que deram à luz recém-nascidos com hipotiroidismo congénito". Chemosphere **68** (5): 972-976.

"Hipotiroidismo congénito". Orphanet. agosto de 2010. Recuperado em 22 de maio de 2012.

Grasberger H, Vaxillaire M, Pannain S; 2005. "Identificação de um locus para hipotiroidismo congénito não goitroso no cromossoma 15q25.3-26.1". Hum. Genet. **118** (3-4): 348-355.

LaFranchi SH, Austin J; 2007. "Como devemos tratar as crianças com hipotiroidismo congénito?" J. Pediatr. Endocrinol. Metab. **20** (5): 559-578.

Moltz KC, Postellon DC ;1994. "Hipotiroidismo congénito e desenvolvimento mental". *Compr Ther*. **20** (6): 342-346.

Rovet JF. Hipotiroidismo congénito: resultados a longo prazo. Thyroid. 1999; 9: 741748.

Hipotiroidismo congénito: Algoritmo de diagnóstico

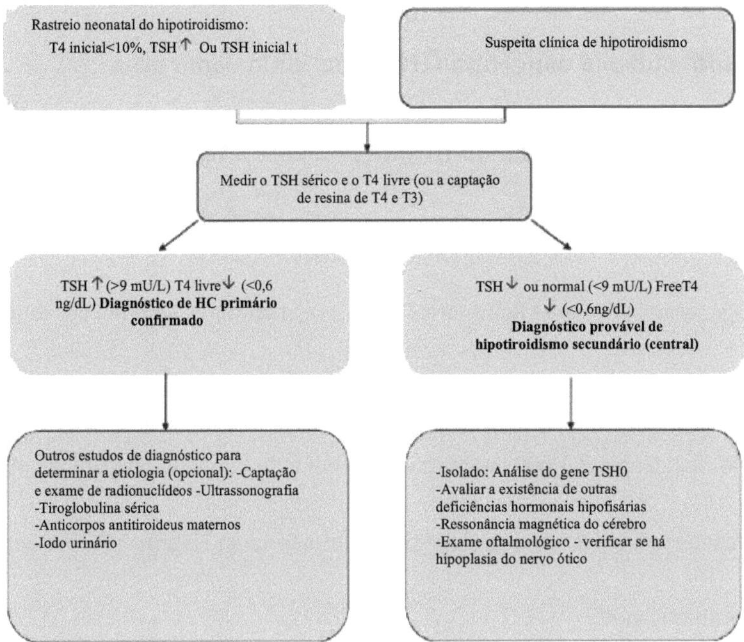

Hipotiroidismo congénito

O hipotiroidismo congénito (HC) é definido como uma deficiência da hormona da tiroide presente à nascença

A maioria dos casos de hipotiroidismo congénito não são hereditários e resultam de disgenesia da tiroide Alguns casos podem ser familiares, geralmente causados por um dos erros inatos da síntese da hormona tiroideia e podem estar associados a bócio. Incidência i: 4.000 recém-nascidos em todo o mundo Hispânicos, índios americanos/nativos do Alasca (1:2.000 recém-nascidos) Negros 1:3.2000 em negros americanos

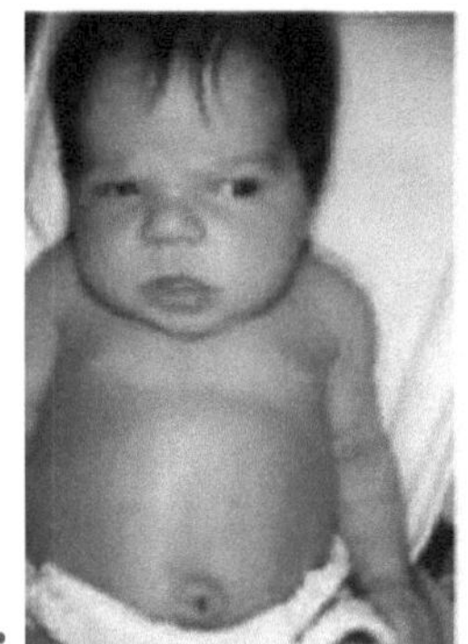

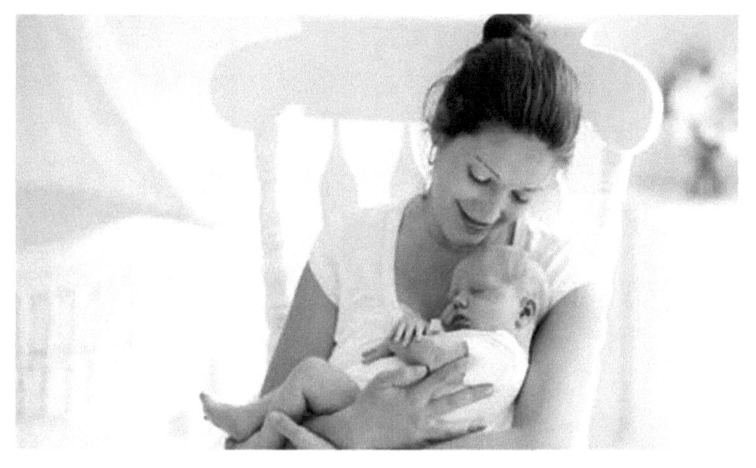

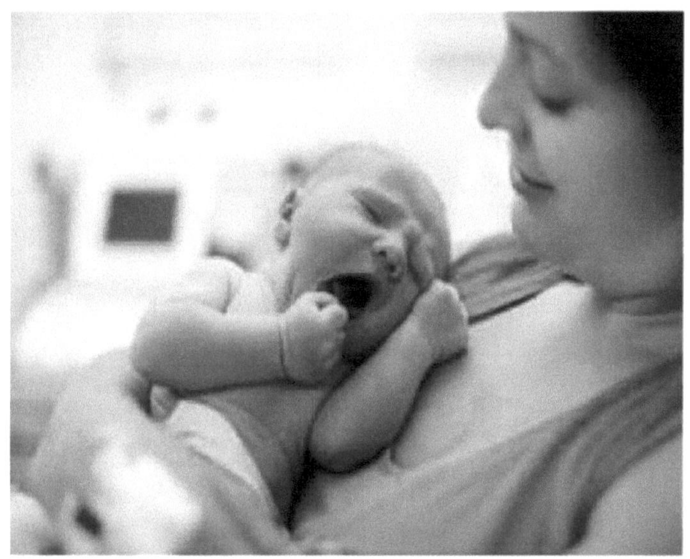

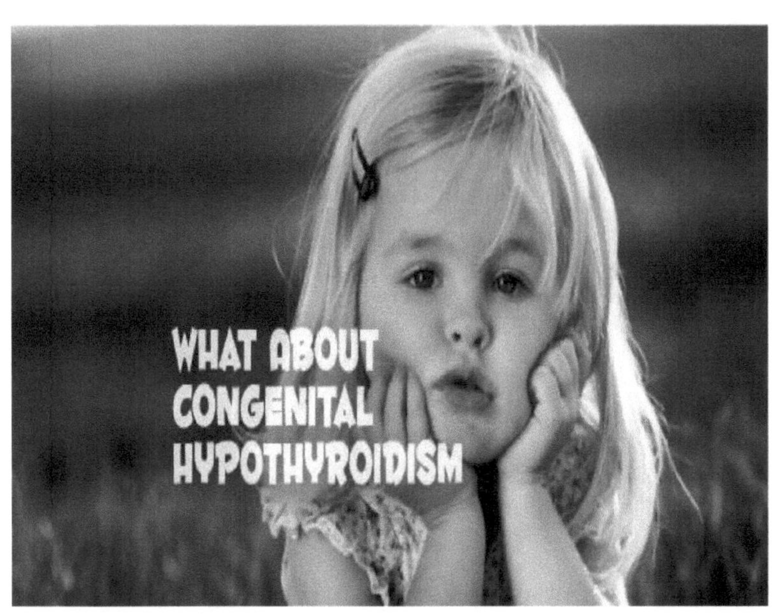

You were given THIS child for a reason. You are your child's best advocate. Always remember that.
-Thyroid Mom

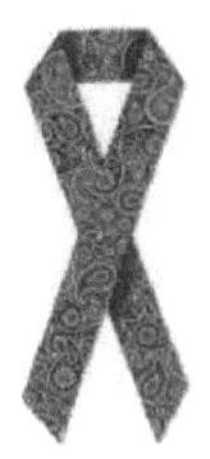

TIRÓIDE
CONSCIÊNCIA

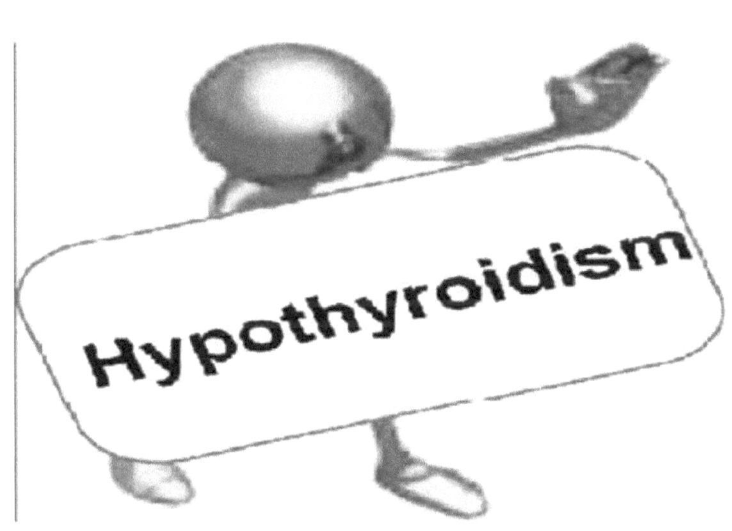

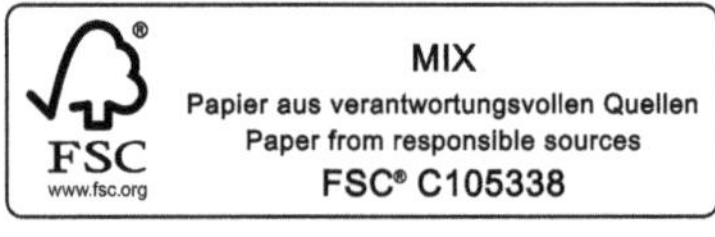

Printed by Books on Demand GmbH, Norderstedt / Germany